AF466985

DES ERREURS
DES OCULISTES
SUR
LA CATARACTE, L'AMAUROSE,
ET LES
TRAITEMENS OPPOSÉS A CES AFFECTIONS,

PAR M. THÉOPHILE DROUOT,

Docteur en médecine de la Faculté de Paris, professeur d'ophtalmologie, auteur de plusieurs ouvrages de médecine, d'un *Traité des maladies de l'OEil* confondues sous les noms d'*Amblyopie*, *Amaurose*, *Paralysies*, *Goutte-Sereine*, etc., d'un *Traité des Cataractes* (opacités du cristallin et de la capsule) *Causes*, *Symptômes*, *Complications* et *Traitements*, par résolution (SANS OPÉRATIONS CHIRURGICALES,) etc.

A PARIS,

CHEZ BOHAIRE, LIBRAIRE,
BOULEVARD DES ITALIENS, 10,
ET CHEZ L'AUTEUR RUE SAINT-HONORÉ, N. 363.

1843

DES

ERREURS DES OCULISTES

SUR

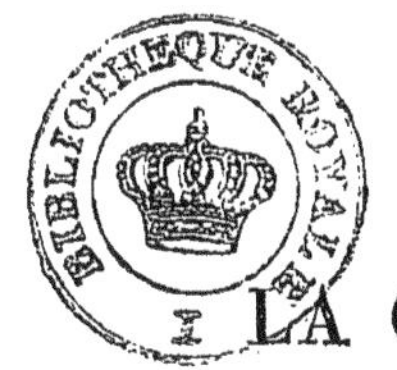

LA CATARACTE, L'AMAUROSE

ET LES TRAITEMENTS OPPOSÉS A CES AFFECTIONS.

Les affections qui causent le trouble, l'altération, l'affaiblissement et la perte de la vue sont désignées, dans les ouvrages des oculistes, sous les noms de *cataractes* et d'*amauroses*. C'est une erreur qui, dans l'obscurité de la science, s'est propagée depuis et avant Hippocrate jusqu'à ce jour.

Les cataractes, les amauroses ne sont pas des affections (des maladies). L'amaurose, c'est la cécité : ces deux mots sont synonymes. La cataracte, c'est l'altération de la transparence du cristallin (l'opacité) ou de la membrane (capsule) qui l'enveloppe. Les affections diverses des diverses membranes qui composent le globe oculaire, du nerf optique ou du cerveau *finissent* par *la cécité* ou *l'amaurose*, ou par produire l'opacité du cristallin et de la capsule, par *la cataracte*.

Prenant ainsi l'effet pour la cause, ou la cessation des fonctions organiques pour une affection, les oculistes sont ainsi tombés forcément, dans leur pratique et leurs ouvrages, dans les erreurs les plus préjudiciables au public et les plus étranges contradictions.

Dans l'état actuel de la science, présenté par les oculistes ou les chirurgiens livrés spécialement à la pratique des procédés opératoires, les cataractes sont : des *affections* si rarement curables par des traitements qu'ils ont l'indulgence d'appeler *rationnels*, que les personnes qui en sont atteintes n'ont, disent-ils, rien de mieux à faire que se résigner à devenir aveugles, pour tenter alors les chances des opérations chirurgicales.

Cette opinion est si hostile à la thérapeutique médicale, à la science, si funeste aux personnes menacées ou atteintes de cataractes, que, mettant à part les ouvrages que nous avons publiés, nous croyons qu'il importe d'éclairer le public et les jeunes médecins surtout, sans préjugés, sans passion, en exposant en opposition avec les nôtres, les raisons sur lesquelles s'appuient nos antagonistes pour professer et propager leurs doctrines erronées.

Il est temps, en effet, que la médecine revendique exclusivement, à son tour, le traitement des affections qui causent la perte de la vue, possédant seule les moyens de les reconnaître au début et de les guérir pendant leur développement.

Considérant cependant ces questions de science et de moralité médicale et d'intérêt général d'un point de vue trop élevé pour les ravaler à des questions de personnes, nous allons choisir, parmi les ouvrages tombés dans le domaine public, celui qui, en ce moment, est regardé *avec raison* comme présentant l'analyse la plus exacte et la plus avancée des opinions des diverses écoles ophtalmologiques, le *Traité de la cataracte et de l'amaurose*, de M. le docteur Sichel, publié pour faire suite au *Traité des maladies des yeux* de Weller.

Sous ce titre : *De la cristalloïdite* (ou *capsulite*), p. 96, M. le docteur Sichel, après Ph. de Walther, Mackensie et autres, traite de l'inflammation de la membrane qui entoure le cristallin. (Pour cet oculiste, toutes les modifications pathologiques de cette membrane constituent des phlegmasies : c'est de l'inflammation seule de la capsule qu'il est parlé dans tout l'ouvrage.) Nous ne faisons mention dans cette brochure que des opinions de l'auteur, *relatives à l'incurabilité des cataractes par des traitements pharmaceutiques*. « La terminaison la plus fré« quente de la périphakite (capsulite), dit M. Sichel, « p. 106, est la *cataracte capsulaire* ou *capsulo-lenticu« laire*. L'inflammation de la capsule peut encore se « terminer par *résolution* et sans laisser après elle au« cune altération ni dans la diaphanéité ni dans la texture « de la membrane enflammée, p. 107. L'*obscurité* qui « règne dans les symptômes de cette phlegmasie et la « difficulté que l'on éprouve à en reconnaître les pre« miers indices, font que l'on perd souvent le moment « le plus opportun pour la combattre avec succès » ; et il ajoute : « Il est *hors de doute* que la plupart des ca« taractes commençantes que l'on cite comme guéries « sans opérations, ne sont autre chose que des inflamma« tions de la capsule antérieure. (M. Sichel a avoué, « p. 97, qu'il n'a jamais eu l'occasion d'observer d'une « manière bien positive la phlegmasie de la cristalloïde « postérieure.) Tels sont les cas rapportés dans la dernière « brochure de M. Gondret. Si nous voulions en citer de « pareils comme des guérisons de cataractes, nous pour« rions les compter par *douzaines*. »

1° Il est faux que toutes les causes de l'altération de la

transparence de la capsule soient de nature phlegmasique, et une preuve : supposez l'altération du sang artériel ou veineux dans la choroïde, par suite d'un principe scorbutique, psorique ou autre, ou que les divisions de l'artère centrale de la rétine, qui portent la vie à la capsule s'atrésient, chose parfaitement rationnelle et possible ; la cataracte capsulaire sera-t-elle, dans ces circonstances, de cause phlegmasique, ou asthénique?

2° *Si le diagnostic de la cristalloïdite est si obscur*, pourquoi M. Sichel n'a-t-il pas cherché à l'éclairer, et pourquoi dit-il qu'il est *hors de doute* que les cataractes qu'on cite comme guéries sans opérations ne sont autre chose que des capsulites. Qu'importe au malade que vous le guérissiez d'une capsulite ou d'une cataracte commençante? le plus important pour lui, c'est de ne point devenir aveugle. Si le *diagnostic est si obscur*, comment M. Sichel peut-il affirmer que ce sont des capsulites et non des cataractes commençantes qu'il a guéries *par douzaines*? Il n'établit aucune différence entre l'une et l'autre. Quels caractères les distinguent? Quelles sont les capsulites qui se terminent par résolution et dans quelles circonstances? Quelles sont celles qui constituent la cataracte commençante?

Mais si, de l'aveu même de M. Sichel, les capsulites, loin de se terminer par la cataracte capsulaire dans tous les cas, guérissent par le bénéfice d'un travail naturel, pourquoi, en éclaircissant l'obscurité du diagnostic, de la symptomatologie, et en aidant la thérapeutique, ne peut-on rationnellement espérer venir heureusement en aide à la nature, favoriser l'absorption de l'opacité douteuse encore ou difficile à reconnaître? Pourquoi enfin M. Sichel, au risque de passer pour faux prophète, s'avance-t-il à dire, page 525, que des ignorants et des charlatans seuls peuvent y prétendre?

Il reste cependant établi par l'auteur, *en contradiction avec lui-même*, 1° que la cristalloïdite peut se terminer *par résolution, sans laisser de traces d'altération dans la texture et la diaphanéité de la capsule*, ou par *la cataracte capsulaire commençante*; 2° que M. Sichel et d'autres ont guéri des cataractes commençantes ou des capsulites; mais que des ignorants ou des charlatans peuvent regarder cependant la guérison des cataractes capsulaires commençantes comme chose possible à l'aide des traitements pharmaceutiques; 3° enfin que M. Sichel ignore, ou du moins passe sous silence, la différence qui existe entre une capsulite qui ne se termine pas *par résolution* et une capsulite passée à l'état de *cataracte*, et qu'il en a cependant guéri par douzaines...

Sous ce titre : *de la Phakite ou lentite*, M. le docteur Sichel a passé sous silence toutes les considérations anatomiques, physiologiques et pathologiques dans lesquelles il ne pouvait se dispenser d'entrer, afin de motiver le jugement qu'il porte sur l'impossibilité de la guérison des opacités du cristallin par résolution.

Qu'est-ce que le cristallin?

Quelle est la nature et la texture de ce corps transparent?

Est-il le produit de la capsule qui l'enveloppe?

Comment est-il entretenu dans sa transparence?

Est-il inorganique, inerte?

Contient-il des nerfs, des artères, des lymphatiques, etc.?

Par quelles causes s'altère-t-il dans sa transparence?

Quels symptômes précèdent ou accompagnent le développement de l'opacité lenticulaire, etc.?

M. le docteur Sichel se contente de *marquer la place* que l'inflammation du cristallin doit occuper dans son livre; car M. Sichel admet l'organisation vasculaire de la lentille (et il cite un cas de cataracte capsulo-lenticulaire à l'appui de son opinion). Son opinion, à cet égard, est en opposition avec celle de tous les anatomistes.

Malgré cela, M. Sichel se prononce contre la possibilité de jamais parvenir à la guérison des opacités de la lentille par résolution. *En contradiction cependant encore avec lui-même*, bien que cet auteur admette l'inflammation du cristallin, il déclare, p. 524, que les cataractes lenticulaires se développent le plus souvent *exemptes de diathèses inflammatoires.*

De la Cataracte.

« La cataracte, dit M. Sichel, p. 475, est l'opacité d'une « ou de plusieurs des parties qui composent le système « cristallinien : 1° opacité existant dans le cristallin ou « dans ses annexes, *plus ou moins* appréciable derrière la « pupille; 2° altération de la faculté visuelle; 3° proportion directe entre le degré de l'opacité et le trouble de « la vue.

Mais il est évident que cette définition convient parfaitement à la capsulite et à la lentite ou phakite que l'auteur a omis de donner. Dans l'une et l'autre, il y a opacité *plus ou moins* appréciable (à l'œil nu ou aidé d'instruments d'optique), altération de la faculté visuelle, proportion entre le degré de l'opacité et le trouble de la vue. Pourquoi donc M. Sichel n'a-t-il pas donné le nom de cataractes commençantes aux altérations de la transparence de ces parties? Afin de ne point avouer la chose en employant le mot : Sur cela l'auteur *est en contra-*

diction encore avec lui-même; car il nie la possibilité en accordant le fait.

Sans nous arrêter à la division établie par M. Sichel : des cataractes *molles*, *demi-molles*, *dures*, etc., démentie sous l'aiguille et le scalpel anatomique, arrivons à résumer des opinions ultérieures de l'auteur sur les cataractes proprement dites, et la possibilité de la guérison de ces opacités par résolution.

« Est-il possible, dit M. Sichel, p. 524, d'arrêter ou « d'annuler le travail organique qui donne naissance à « la cataracte, ou, en d'autres termes, la guérison des ca« taractes est-elle possible par des traitements pharma« ceutiques? Si nous remontons aux causes de cette « affection, nous trouvons que le plus souvent la cataracte « est le résultat, soit du défaut de nutrition, d'une espèce « de *mortification* du cristallin, due à l'âge avancé du « malade. Ce premier genre de causes (M. Sichel oublie « qu'il admet l'irritation phlegmasique du cristallin) pro« duit principalement les cataractes lenticulaires; » et page 483, « cette cataracte, à son état simple, n'est point « le résultat d'un travail phlogistique; *il est probable* que « son origine tient *presque toujours* à une espèce de *mor« tification*, de marasme. Il ne peut venir dans l'idée de « personne, de vouloir rendre de nouveau perméables « les vaisseaux rétrécis, oblitérés et *ossifiés*, qui servent « à la nutrition de la lentille. Après des *recherches con« sciencieuses,* nous sommes en droit d'accuser de *men« songe* ceux qui prétendent guérir les cataractes lenti« culaires séniles par des remèdes pharmaceutiques. »

Ainsi, selon M. Sichel, et d'après les *recherches consciencieuses* auxquelles s'est livré cet oculiste, *et qu'il ne fait pas connaître*, il ne peut venir dans l'idée de personne de vouloir guérir les *cataractes lenticulaires séniles* par résolution, et cela sûrement parce que, en récapitulant les raisons de l'auteur :

1° Le cristallin est un corps *vasculaire* qui s'enflamme et s'opacifie, bien qu'il est *probable* que la cataracte ou l'opacité de la lentille n'est point le résultat d'un travail phlogistique ; parce que, 2° M. Sichel n'a point étudié la nature et les fonctions physiologiques et les altérations du cristallin ; parce que, 3° la cataracte lenticulaire *est probablement* la suite de la *mortification*, du marasme de la lentille ; parce que enfin, *les vaisseaux* qui servent à la nutrition de la lentille sont rétrécis, oblitérés et *ossifiés*. Chose que M. Sichel aurait pu assurément démontrer ! Quoi de plus facile, en effet, que de mettre sous les yeux les vaisseaux *ossifiés* qui servent à la nutrition du cristallin ? il est vrai que l'auteur oublie de dire quels sont ces vaisseaux, si ce sont ceux de la capsule ou de la lentille ; mais ses recherches *consciencieuses* suffisent pour qu'il ait droit d'accuser de *mensonge* ceux qui prétendent guérir les cataractes séniles par des traitements pharmaceutiques ; nous allons bientôt voir que l'auteur, *en contradiction encore avec lui-même*, va reconnaître que la guérison des cataractes est possible de *trois* manières.

« L'autre espèce de cataracte, dit M. Sichel, pag. 524, « dont l'origine est due à un travail phlegmasique ou « congestionnaire (les cataractes capsulaires ou capsulo- « lenticulaires), requiert un traitement interne avant l'o- « pération, toutes les fois que l'affection primitive n'est « pas encore éteinte, etc. Puis, ajoute immédiatement « M. le docteur Sichel, page 525 » LA GUÉRISON DE LA « CATARACTE SANS OPÉRATION PEUT AVOIR LIEU DE TROIS « MANIÈRES, dans les cas où elle n'est pas le symptôme ou « le produit d'un travail inflammatoire (les cataractes len-

« ticulaires séniles, que l'auteur déclare incurables, qu'il « ne peut venir dans l'idée de personne, etc., sont pré- « cisément dans ce cas, selon l'auteur). »

1o Dit M. Sichel : « Guérison spontanée par l'abaisse- « ment ou par la résorption : plusieurs exemples dignes « de foi, d'abaissement spontané de la cataracte, se trou- « vent consignés dans les observations de Janin ; nous « avons vu trois cas de ce genre des plus curieux, ajoute « cet auteur, page 525 ;

2o « L'absorption spontanée de la cataracte peut avoir « lieu après des lésions qui ont déchiré la capsule, de « manière à exposer le cristallin à l'action macérante de « l'humeur aqueuse ; une petite ouverture de la capsule « suffit quelquefois pour produire ce résultat. » *Id.* p. 525.

3o Guérison à l'aide d'un traitement RATIONNEL, *idem*, page 526.

On ne s'attendait pas assurément à cette conclusion si peu logique des prémisses posées par M. le doct. Sichel. Il est vrai cependant que, tout en reconnaissant que les cataractes peuvent être guéries à l'aide d'un traitement rationnel, il ajoute, *toujours en contradiction avec lui-même :* « Ce ne sont ni les saignées, ni les révulsifs, ni les absor- « bants, ni les remèdes spéciaux, qui méritent une con- « fiance exclusive. Ce traitement, bien qu'il ne réussisse « que bien rarement (il réussit donc quelquefois,) à faire « disparaître l'opacité et à éluder l'opération, a *toujours* « l'avantage de combattre les complications et de rendre « les chances de l'opération plus favorables. »

Nous n'ajouterons aucune réflexion....

Du succès des opérations chirurgicales, pratiquées sur les personnes affectées de cataractes.

Nous sommes encore obligé d'établir dans ce chapitre

que les oculistes et les opérateurs de cataractes sont en contradiction *avec eux-mêmes*, *entre eux*, *et avec les résultats enfin qu'ils accusent et qu'ils obtiennent réellement.*

Toutes les personnes affectées de cataractes plus ou moins développées, qui consultent des oculistes ou les ont consultés dans leur cabinet, les ont entendu dire : « L'opération de la cataracte est chose tout à fait inno« cente. Ce n'est rien, presque rien, une piqûre, moins « qu'une piqûre, l'affaire d'une minute ou d'une demi« minute, selon la dextérité de la main (ce mot est char« mant), un léger bandeau sur l'œil, quelques précau« tions, une paire de lunettes, et c'est tout... » Telle est la profession de foi *orale*; voici maintenant la profession de foi *écrite* de ces mêmes oculistes :

Ainsi, M. le docteur Sichel, *page* 533, ouvrage cité : « Le succès de l'opération de la cataracte est, si nous « pouvons nous exprimer ainsi, sujet à *mille caprices*, « et le pronostic est *incertain* même dans les circonstan« ces les plus favorables en apparence ; une violente in« flammation suit quelquefois l'opération la mieux faite, « et dans les cas où on s'y attend le moins ; l'opération « réussit d'autres fois, au contraire, *malgré tous les mauvais « traitements* que l'œil subit pendant l'opération, et sur « des sujets cachectiques. »

La mobilité de la pupille est généralement regardée comme l'augure le plus favorable du succès de l'opération; nous avons démontré que c'était une énorme erreur (voir notre ouvrage sur l'Amaurose). C'est dans le commémoratif seul qu'il faut rechercher les altérations diverses des diverses membranes de l'œil qui ont accompagné le développement de la cataracte, et peuvent en compromettre le succès. « Et cependant, ajoute M. Si-

« chel, *page* 535, quoique nous regardions le pronostic de « l'opération (sans doute si on juge par la mobilité de la « pupille) comme en général favorable, et que nous « croyions que la grande majorité des opérations *bien* « *faites* soient couronnées de succès, nous recomman- « dons surtout à nos jeunes confrères de *toujours* faire « entrevoir aux *parents du malade*, quand même toutes « les circonstances paraissent annoncer une heureuse « issue, les accidents imprévus qui peuvent en compro- « mettre le résultat. »

Les malades que de tels artistes s'apprêtent à travailler peuvent assurément dans cette circonstance dire comme Bazile : Qui donc trompe-t-on ici? tout le monde est dans le secret?

« Parmi les accidents, dit encore le même auteur, qui « peuvent compliquer l'opération indépendamment de la « volonté et de l'adresse de l'opérateur, nous signalons « l'agitation du malade, la grande mobilité de l'œil, les « attaques de nerfs, les syncopes, les lypothymies, les « convulsions, etc., etc. Quant à l'agitation du malade, « et ces règles s'appliquent à *toutes les opérations* de ca- « taractes, l'opérateur emploiera *tous les moyens* qui se- « ront en son pouvoir pour le calmer, en lui représentant « déjà avant l'opération le *peu de douleur* dont elle est « accompagnée, en lui montrant en perspective toutes « les jouissances qu'amène le rétablissement de la vue; « on calmera les malades trop inquiets pour le moment « de l'opération en leur administrant déjà un jour d'a- « vance de *petites doses d'un narcotique*; toujours il faut « préparer en avance des moyens pour combattre les « accidents nerveux, l'eau froide, l'éther, l'eau de Colo- « gne. Au moment du spasme, l'opérateur suspendra l'o-

« pération ; quelquefois il est même forcé de retirer l'ai- « guille avant de l'avoir achevée, etc., etc. »

Tels sont les dangers que présentent les opérations chirurgicales, dangers qu'il est bon de *cacher aux malades*, mais que les jeunes médecins doivent seulement faire *entrevoir* à leurs parents. Nous, qui ne professons pas les mêmes opinions scientifiques, nous croyons, dans notre position, qu'il ne nous est pas permis de tromper les malades par humanité. Est-ce donc avec raison que ces mêmes opérateurs font sonner bien haut ce mot de dextérité ? Tous les médecins sont assurément aujourd'hui capables de pratiquer l'opération de la cataracte ; il n'est pas un village en France dont le chirurgien ne puisse avec raison égaler ses résultats à ceux des plus famés oculistes. La manœuvre opératoire est *notée*, ainsi que tous les mouvements de la main, de l'aiguille ou du couteau. L'opérateur, quelle que soit sa dextérité, rencontre plus ou moins d'obstacles (qu'il n'à pu ou su prévoir), des altérations plus ou moins graves dans les diverses membranes de l'œil, des adhérences du cristallin avec la capsule, de cette membrane avec les parties qui l'environnent ; il faut les rompre, disséquer la capsule, mutiler ou broyer le cristallin, le plonger au fond de l'œil, l'y fixer, ou l'extraire *avec la capsule*, ce qui n'est pas chose assurément dépendante du plus ou moins de dextérité dans la manœuvre... M. le docteur Sichel, plus heureux assurément dans les premiers temps de sa pratique que dans ces dernières années, a-t-il perdu de sa dextérité ? En passant d'un pays à un autre, le chirurgien devient-il plus ou moins adroit ? En Afrique, les opérations de cataracte sont, bien plus rarement encore qu'en France, couronnées de succès. En Hollande, nous disait le docteur Luzardi, les cataractés préfèrent rester aveugles que se soumettre à l'opération : est-ce que les oculistes de Hollande n'ont aucune dextérité ?

Si la dextérité de l'opérateur doit être si fort prisée, et si ses connaissances médicales ont si peu de valeur dans le pronostic, pourquoi ne supporterait-il pas le blâme de ses insuccès ? pourquoi les oculistes, dans ces circonstances, rejettent-ils la faute sur le malade ? pourquoi enfin les plus dextres sont-ils dans l'impossibilité de prouver qu'ils réussissent plus fréquemment que leurs concurrents ?

On opère les cataractes 1° *par extraction*, en ouvrant la cornée pour donner passage au cristallin et à la capsule (qui très-souvent ne peut être extraite et occasionne une cataracte secondaire);

2° *Par abaissement*; 3° *par broiement* ou kératonixis. Ces trois méthodes ont eu et ont encore leurs partisans et leurs détracteurs. Pour mettre les oculistes d'accord, il faudrait, et nous espérons qu'il en sera bientôt ainsi, qu'il se produisît un praticien qui réunît en lui, à un degré supérieur, les connaissances médicales et chirurgicales, et qui, confiant dans un noble sentiment de sa dignité professionnelle, après avoir expérimenté par ces trois méthodes avec connaissance exacte des causes qui ont déterminé, des symptômes qui ont accompagné le développement des cataractes et des complications, vînt à publier les résultats obtenus par ces diverses méthodes opératoires, non seulement comme font les oculistes au *moment* de l'opération, mais *de manière à ce qu'on pût s'assurer* un ou plusieurs mois après de ces mêmes résultats et des accidents qui auraient suivi les opérations. Personne n'ignore, en effet, que les malades opérés avec succès, comme on *dit*, ne deviennent pas moins souvent aveugles quelque temps après, et *jamais aucun oculiste*, *en rendant compte de ses succès, n'a établi à quel degré ses malades avaient recouvré la vue*, et combien de temps, à sa connaissance du moins, ils l'avaient conservée.

Aussi l'impatience, l'indocilité des malades, leur imprudence, disent les oculistes, compromettent souvent le succès de l'opération : l'un a soulevé le bandeau qui couvrait ses yeux, l'autre a trop satisfait son appétit, cet autre est colère, cet autre a éternué, toussé, ou poussé trop fort la selle, etc., etc. (Sichel, *page* 527.) Ajoutez : la cataracte était accompagnée d'autres affections des membranes oculaires, de la rétine, de l'iris, de la choroïde etc., dont on n'a pas tenu compte... et qui ont fait le succès impossible.

On lit dans Scarpa : Raw regardait l'opération de la cataracte *par abaissement* comme la plus délicate de la chirurgie; il cessa de la pratiquer. Reister fit la même déclaration; il dit que de tous ceux qu'il avait opérés pendant *trois années* consécutives, il y en eut à peine *un sur cent* qui recouvra la vue.

L'Esculape, journal de médecine, raconte que, sur *trente-cinq* opérations de cataracte pratiquées *par extraction*, à l'hôpital de la Charité, par M. le professeur Roux (qui a renoncé à l'abaissement), *vingt-et-une* ont été *infructueuses*, *cinq* malades ont eu l'œil vidé pendant l'opération, *quatorze* ont recouvré la vue au moment de l'opération et on ne dit pas à quel degré. (11 août 1837.)

Voici maintenant l'opinion de M. le docteur Luzardi, le praticien qui, dans sa vie, a opéré peut-être le plus grand nombre de cataractes, sur la méthode préférée par M. le docteur Sichel. « Entraîné par l'élan germanique, j'essayai la *keratonixis* (abaissement et broiement); je pratiquai suivant cette méthode une *centaine de fois* l'opération de la cataracte : eh bien, sur *plus de la moitié*, je fus obligé de retoucher aux yeux jusqu'à *cinq fois consécutives*, et j'eus la douleur, d'après mes résumés, de ne pouvoir établir mes succès que dans la proportion de *un* sur *trois.* » (Luzardi. *Préjugés sur la cataracte* , *page* 16.)

M. Sichel, ajoute ce praticien, a vu le cristallin remonter *onze fois* sur *treize*.

C'est donc, de l'aveu même des oculistes qui pratiquent l'opération par extraction, par abaissement ou par broiement, chose encore indécise à quelle méthode on doit accorder la préférence. Prenant, par exemple, pour point de comparaison les résultats obtenus par MM. Roux et Sichel, on trouve, terme moyen, que sur *trente-cinq* personnes, *quatorze* recouvrent la vue à la suite de l'opération, c'est-à-dire immédiatement après; faisant maintenant acception des complications qui ont accompagné le développement des cataractes, des accidents consécutifs, etc., ce sera *cinq* ou *six* personnes tout au plus sur *trente-cinq* qui auront recouvré et conservé la vue à des degrés nécessairement différents, et chez plusieurs on aura été dans la nécessité de retoucher plusieurs fois aux yeux.

Ces conséquences sont mathématiques; ce n'est pas notre opinion que nous avons exprimée : nous avons jugé nos adversaires par eux-mêmes, par les faits et les résultats avoués par eux (1). Dans tout son livre, M. Sichel ne cite qu'un seul fait de guérison de cataracte par opé-

(1) Nous donnons en ce moment des soins à TRENTE-TROIS personnes affectées de cataractes, et nous comptons parmi elles CINQ cataractes lenticulaires séniles; DOUZE cataractes capsulo-lenticulaires; TROIS cataractes capsulaires commençantes; TREIZE cataractes compliquées de conjonctivite, d'iritis, de choroïdite ou de rétinite ou amaurose. Ce sont les cataractes lenticulaires seules qui présentent des chances favorables de succès aux procédés opératoires.

ration, page 529. Il est relatif à une trieuse de laine affectée d'un staphylôme de la cornée à l'œil droit perdu depuis longtemps, et d'une cataracte lenticulaire dure à l'œil gauche, mais compliquée de congestion oculaire interne. Il se peut que cette personne ait recouvré la vue, nous sommes en droit de nier qu'elle l'ait conservée.

Les oculistes posent sérieusement ces deux questions.

Les deux yeux étant cataractés et le malade aveugle, doit-on opérer les deux yeux à la fois ? Assurément parce que... on est *presque toujours sûr d'en sauver un.* (Sichel, page 556).

Lorsqu'un œil est affecté d'une cataracte complète, et que l'autre conserve la faculté de voir, doit-on opérer l'œil complétement cataracté ? M. Sichel est d'avis que, dans cette circonstance, on doit attendre pour pratiquer l'opération, et cependant récemment encore il l'a pratiquée dans un cas semblable et *sans succès.* Le malade se trouve ainsi malheureusement dans une bien triste position, ayant en perspective les mêmes chances défavorables. D'autres oculistes, au contraire, sont d'avis qu'il faut toujours opérer et de bonne heure.

Les opérations de la cataracte, de quelle manière qu'on les pratique, quelle que soit la *dextérité* de l'opérateur, sont souvent suivies, non seulement de la perte complète et à jamais irrémédiable de la vue, mais encore d'accidents les plus graves, et qui vont jusqu'à causer la mort. Les blessures, les déchirures de l'iris et de la rétine, sont souvent suivies de l'inflammation de toutes les membranes du globe oculaire, de la fonte de l'œil. (Ophtalmite.) La phlegmasie peut se propager au cerveau, et déterminer une inflammation violente de cet organe. Il y a quelques jours, on lisait dans l'*Écho du monde sa-*

vant : qu'à la suite d'une opération de la cataracte pratiquée par M. Sichel, un chirurgien avait été obligé de vider l'œil du malade, pour calmer les douleurs atroces auxquelles il était en proie. Nous avons cité plusieurs personnes mortes des suites de l'opération de la cataracte, et de notre lien telle un vieillard de 78 ans, aveugle précédemment, auquel, après quelques mois de soins, nous étions parvenu à rendre assez de vue pour pouvoir se conduire, faire sa partie de piquet et de domino, etc., circonvenu par des opérateurs intéressés et d'imprudents conseillers, nous exprimait il y a peu de jours ses regrets amers d'avoir subi *sans succès* une opération qui avait compromis sa santé et compromet encore sa vie.

De la résolution des opacités du cristallin et de la capsule.

Nous avons répondu, dans les ouvrages par nous publiés, à toutes les prétentions, à toutes les erreurs et illusions des oculistes dans leurs écrits, leur pratique et leur enseignement. Ce n'est point, comme eux, la science qui guérit la cécité que nous avons prétendu faire, nous avons seulement posé les moyens de reconnaître, prévenir et guérir les affections qui causent la perte de la vue. Voilà la ligne de démarcation qui nous sépare. Peu satisfait des connaissances médicales ophthalmologiques, et des résultats de notre pratique à l'aide des procédés opératoires et des traitements mis en usage, nous avons le premier établi la symptomatologie, ou la connaissance exacte des affections des diverses parties qui composent le système de la vision, et nous en avons déduit une thérapeutique ou un mode d'application des substances actives, une méthode curative exacte, rationnelle et positive, relativement aux affections désignées par eux sous les noms de *cataractes* et *d'amauroses*.

Nous allons l'exposer en peu de mots.

Le cristallin est un corps lenticulaire, transparent, homogène, inorganique, produit de la membrane (séreuse), qui l'enveloppe et l'entretient par sécrétion et résorption d'un fluide transparent qui les sépare, et qu'on nomme *l'humeur de Morgagni.*

Cette membrane, qu'on désigne sous le nom de *capsule* du cristallin, est presque entièrement composée de vaisseaux exhalants et absorbants ; elle reçoit des nerfs qui y portent la sensibilité, des artères qui y portent la vie organique (la nutrition), etc.

Dispositions anatomiques parfaitement évidentes, sous les appareils d'optique, et professées par les anatomistes.

Le cristallin est donc *un corps* (et non un organe) sous la dépendance de la capsule qui l'enveloppe. La seule altération dont il est susceptible, c'est le trouble de sa transparence (l'opacité). C'est donc seulement et nécessairement, par suite des modifications *actives ou passives* de la capsule, des altérations de cette membrane, que le cristallin se trouble dans sa diaphanéité, ce qui constitue l'*opacité* ou la *cataracte dite lenticulaire.* La cataracte lenticulaire n'est donc jamais *primitive*, n'est pas la suite ou la terminaison des affections *du cristallin,* mais des affections ou modifications physiologiques ou organiques *de la capsule.*

Les causes des affections de la capsule ne sont point *toutes*, comme le professent les oculistes de l'école physiologique, de nature *phlegmasique* : l'asthénie nerveuse, l'atrésie de quelques divisions de l'artère centrale de la rétine, certaines altérations des principes du sang artériel suffisent pour déterminer l'altération de la transparence du cristallin, sans ou avec des modifications sensibles dans la capsule.

L'étiologie de la cataracte lenticulaire est la même que celle des affections de la capsule.

On donne le nom de *cataracte capsulaire*, à l'altération de la transparence de la membrane qui enveloppe le cristallin. Lorsque l'opacité se développe dans la capsule exempte de symptômes qui puissent faire reconnaître les altérations ou affections des autres parties ou membranes du globe oculaire, on la désigne sous le nom de *cataracte capsulaire primitive*. Elle est *consécutive* dans les cas contraires.

Non seulement les affections de la sclérotique, de la choroïde, de l'iris, de la rétine, etc., peuvent se propager à la capsule, et déterminer l'altération de la transparence de cette membrane; mais la capsule même dans sa texture, dans les nerfs qui la parcourent, dans les artères qui y pénètrent, dans ses lymphatiques, etc., peut subir diverses modifications, causes des opacités ou *cataractes capsulaires* ou *lenticulaires*.

La guérison médicale des cataractes, c'est le rétablissement de la transparence dans le système du cristallin; est-elle possible? C'EST UN FAIT. Comment voulez-vous, disent les partisans extrêmes des opérations chirurgicales, gens qui sommeillent dans leur bonne foi ou leur amour-propre, ou leur intérêt particulier, faire pénétrer au centre de l'œil, jusque dans le cristallin, des substances propres à modifier heureusement le cristallin opaque ou l'*albumine concrète*? Comment pourrez-vous en procurer l'absorption? Comment peut-il venir dans l'idée de personne de le tenter? Comment, etc. Sans doute à l'aide d'un séton, d'un ou de cent vésicatoires, des moxas, de la cautérisation, de l'électricité, du galvanisme, d'une ordonnance de substances dont on ignore l'effet direct et spécial, des baumes, des collyres, on ne peut vraisemblablement pas professer guérir les cataractes, et cependant vous-mêmes avouez avoir fait des cataractes disparaître, et être parvenus à éluder l'opération. Si nous raisonnions dans l'hypothèse et les idées des oculistes de l'école physiologique, les cataractes n'étant que la terminaison des phlegmasies du cristallin et de la capsule, nous possédons déjà comme eux, ils en conviennent, le moyen de combattre ces phlegmasies, de guérir les cataractes au début, d'autant plus, que de leur aveu, elles se terminent souvent par résolution, sans altération dans la transparence de ces parties, ils en guérissent *par douzaines.*

Mais nous allons plus loin : supposons la phlegmasie dissipée, même depuis longtemps, c'est dans cette circonstance qu'ils demandent comment, et c'est l'objection que nous ont faite les hommes les plus avancés dans la science, faire pénétrer dans la capsule, au centre du globe oculaire, des substances propres à modifier heureusement l'opacité dans cette membrane, ou le cristallin.

Sans doute, dans leurs idées actuelles, les médecins qui, du reste, reconnaissent l'impuissance de la thérapeutique de l'école dans tant de circonstances, et voient le flambeau hippocratique menacé, même de nos jours, d'un côté par les globules homœopathiques, et de l'autre par le verre d'eau de Priestnits, conçoivent qu'il est impossible, à quelles doses qu'on élève les substances les plus actives, si on les administre par l'estomac, qu'il en soit porté, à l'aide des divisions de l'artère centrale de la rétine, d'assez actives quantités dans la capsule du cristallin pour y produire des effets certains et curatifs. Aussi avons-nous renoncé à cette médication, ne mettant en œuvre les fonctions de l'estomac et du tube digestif, que dans certaines circonstances et toujours moins dans des intentions curatives que dans un but hygiénique ou de modification générale de l'économie. Mais à l'aide de la méthode dite *iatraleptique*, si peu connue encore dans sa puissance et ses résultats, en confiant à l'absorption cutanée les substances actives, spéciales et spécifiques, dont l'effet se produit, ainsi que l'expérience le démontre, non-seulement comme on le croit sur certains organes, sur certains tissus, mais même sur les diverses parties qui composent la texture de ces tissus, en favorisant l'absorption par de légères frictions, *par une application méthodique* on parvient (les phlegmasies une fois dissipées) à procurer, non-seulement le rétablissement de la diaphanéité dans le cristallin et la capsule, mais encore le rétablissement des fonctions dans les différentes membranes et humeurs dont est formé le globe oculaire ; la guérison des cataractes et de ce qu'on appelle les amauroses.

La science marche tous les jours à reconnaître que tous les agents curatifs, ceux surtout qui ne peuvent être assimilés à nos organes, sont de véritables spécifiques ; on sait sur quels organes et sur quelles parties des organes l'iode, l'arsenic, le mercure, le phosphore, l'aloës, le seigle ergoté, la belladone, l'opium, la strychnine, le quinquina, les cantharides, le nitrate de potasse, etc., etc., exercent de préférence leur action spéciale. Appliqués par la méthode iatraleptique, c'est assurément par absorption et par contact immédiat que tous ces agents produisent les modifications relatives à leurs propriétés.

Ainsi, la belladone, apposée en faible quantité au milieu du front (un ou deux centigrammes d'extrait), produit, une demi-heure après seulement, la dilatation des pupilles. Ce médicament, à l'aide des lymphatiques, a été porté au centre du globe oculaire, sur les nerfs de l'iris, entre la sclérotique et la choroide. L'aloës agit ainsi par absorption sur le dernier des intestins, le mercure sur le cerveau, l'arsenic sur le foie, etc., etc.

Certaines préparations ammoniacales possèdent, on le sait, la propriété de dissoudre les cristallins opaques ; appliquées méthodiquement, l'absorption s'en empare, les porte au centre de l'œil sur la capsule, dans les vascularités de cette membrane, elles modifient ses sécrétions, ajoutent à l'humeur de Morgagni certaines propriétés propres selon nous et puissantes à agir par des effets toujours plus actifs sur les particules microscopiques opaques inhérentes à cette membrane ou développées dans le cristallin.

On ignore, en effet, encore jusqu'à quelles doses peuvent être élevées dans leur application par la méthode iatraleptique, sans danger aucun, toujours plus efficaces, les substances thérapeutiques, les agents spécifiques; dans les cas même où ils peuvent être nuisibles, l'élimination s'en fait par un travail naturel; comme il s'en sont emparés, les lymphatiques les excrètent et ils traversent ainsi les organes avec innocuité quand, administrés par par la voie de l'estomac, ils déterminent les accidents les plus graves. L'expérience confirme facilement cette observation : bien plus, les organes à l'état pathologique accusent, sous l'influence des agents spécifiques, certains symptômes qui accompagnent toujours, après un certain temps, leur application selon l'idiosyncrasie des individus, et auxquels ils sont parfaitement étrangers à l'état sain : inductions puissantes pour la conduite thérapeutique du médecin.

Des modifications heureuses étant produites dans les sécrétions de la capsule ou dans l'humeur de Morgagni, au moyen des préparations ammoniacales, on favorise l'absorption des produits opaques à l'aide des préparations iodurées. Personne assurément ne contestera leur action sur les vaisseaux lymphatiques dont la membrane du cristallin est, avons-nous dit, presque entièrement formée dans sa texture.

Il est des substances encore, qui, appliquées par la même méthode, et avec méthode, c'est-à-dire dans certaines conditions, seules ou combinées, à certaines doses, etc., (nous nous occupons depuis longtemps d'un *Traité de thérapeutique iatraleptique*, *nous l'avons annoncé*), agissent spécialement sur les vascularités artérielles et veineuses, sur les fluides qui les parcourent, sur les nerfs et leurs divisions, ravivent la sensibilité, déterminent des secousses si souvent favorables dans ces organes, calment l'irritabilité, qui enfin complètent un système général de *thérapeutique des tissus*, bien différent et tout opposé dans ses résultats au système de *thérapeutique organique*, à l'administration interne des médicaments, mise presque exclusivement en pratique et si rarement avec succès et intention rationnelle, dans les écoles actuelles dites *hippocratiques*. Si l'école de Paris reconnaît seule rationnelle, comme les professeurs actuels le prétendent, la thérapeutique des faits, c'est dans la méthode iatraleptique qu'ils doivent la rechercher; seule elle donne raison du moyen et de l'effet, des symptômes et de l'amélioration et de la guérison, et seule elle est *rationnelle*, seule exempte d'empirisme.

Pour parvenir cependant à produire la résolution des opacités du système cristallinien, et à procurer le rétablissement des diverses fonctions dans les divers tissus qui composent le globe oculaire, il est indispensable que le médecin puisse reconnaître les causes diverses, *primitives ou consécutives*, des diverses altérations dont chaque membrane dans ses diverses parties peut être affectée, qu'il fasse un choix judicieux des substances qu'il doit mettre en application, qu'il s'assure de leur préparation (chose presque impossible sous l'empire des lois absurdes qui régissent l'exercice de la médecine), qu'il essaye le malade, si nous pouvons nous exprimer ainsi, qu'il étudie la susceptibilité organique de chacun, l'effet direct ou secondaire des agents thérapeutiques qu'il met en application, enfin que d'améliorations en améliorations il marche avec assurance et confiance vers la guérison.

Une solution alcoolique d'iode concentrée est un médicament caustique dans l'état actuel des présomptions scientifiques, si on l'applique sur la peau, la même préparation ne détermine *aucune irritation* cutanée dans certaines conditions et *même aucune tache*. Le phosphore est un agent incendiaire : dans certaines affections, les préparations phosphorées ressuscitent la sensibilité, l'irritabilité nerveuse, et peuvent être impunément mises en application dans certaines conditions par la méthode iatraleptique; certaines snbstances sont dangereuses à faibles doses administrées par la voie de l'estomac, on les reconnaît inertes à des quantités considérables appliquées par la méthode iatraleptique : ce sont des faits.

Contre l'opinion de tous les ophthalmologistes, les *cataractes lenticulaires séniles* sont celles dont on obtient le plus rapidement la résolution, par la raison que les vaisseaux de la capsule au moyen desquels elle s'opère, selon nous, sont restés exempts d'altération; par la même raison ces cataractes seules sont *incurables*, dans le développement desquelles les absorbants de la capsule se trouvent altérés dans leur texture ou leurs fonctions, chose heureusement assez rare et dont il est facile de s'assurer après quelques jours de traitement. Ce n'est pas que nous prétendions que la guérison des cataractes complètes depuis *une ou plusieurs années* soit chose sûre et facile, les cataractes capsulo-lenticulaires et après elles les cataractes capsulaires simples que ces oculistes regardent comme plus sûrement curables présentent plus de difficultés encore que les cataractes lenticulaires.

En général, nous refusons de donner des soins aux personnes affectées de cataractes complètes, bien que nous possédions un grand nombre de faits connus, et de guérisons obtenues sur des cataractés aveugles depuis plusieurs années, par la raison que, considérant ces affections sous un point de vue purement médical et la guérison s'opérant avec rapidité au début et pendant le développement, nous ne nous croyons point obligés d'accéder aux désirs des malades qu'une timidité irréfléchie ou de mauvais conseils ont placés dans des conditions exceptionnelles.

Nous ne prétendons pas que la résolution de l'opacité quand les cataractes sont invétérées, alors que le malade est resté longtemps aveugle, ou que l'affection a suivi une marche lente et presque insensible, soit immédiatement et progressivement accompagnée du retour de la vision; les oculistes et les chirurgiens un peu physiologistes n'ignorent pas que, sans s'altérer dans leurs fonctions, les organes ne peuvent être longtemps soustraits à leur excitation naturelle; il en est ainsi surtout de la rétine, membrane essentiellement nerveuse. Mais dans toutes les circonstances où la vue ne revient pas *au fur et à mesure* que se modifie l'opacité et dans des rapports qu'il est facile d'établir avec un peu d'expérience, on peut *sûrement, en même temps qu'on reconnaît cette dis-*

position, pronostiquer l'insuccès de toutes les opérations qui pourront être tentées par la suite ; c'est même le moyen le plus sûr de reconnaître si une cataracte se trouve ou non compliquée de paralysie de la rétine, ou d'amaurose, selon les auteurs. Si nous pensions ne pouvoir être accusés de vouloir nuire à certains de nos confrères, nous pourrions citer un grand nombre d'opérations de cataractes pratiquées *sans succès* sur des personnes chez lesquelles nous avons constaté que l'affaiblissement de la vue ne se trouvait pas en rapport avec le développement apparent de l'opacité et déclaré l'opération inutile.

On s'est appuyé sur ce précepte : *Meliùs anceps quàm nullum*; nous sommes de ceux qui ne le mettent pas en pratique, à l'égard des personnes affectées de cataractes du moins; car, s'il est reconnu que les procédés opératoires seront nécessairement mis en application sans résultat, pourquoi exposer les malades à des accidents auxquels on n'est pas sûr de parer?

La rapidité de la résolution des cataractes s'opère en raison du temps qu'elles ont mis à se développer au point où l'opacité est parvenue : *un mois ou deux* de traitement suffisent généralement pour guérir les cataractes *commençantes*, *non compliquées* ; les cataractes *lenticulaires*, presque complètes ou complètes depuis quelques mois, se dissipent souvent et généralement dans l'espace de *trois* ou *quatre mois*; les cataractes capsulo-lenticulaires sont celles qui exigent les soins les plus prolongés, les médications les plus compliquées.

Nous comptons dans notre clientelle des personnes opérées *d'un œil* sans succès, et qui, depuis plusieurs années, ont parfaitement recouvré et conservé la vue ; des cataractés qui sont restés *une ou plusieurs années av gles*, et un nombre considérable de personnes dont les noms sont des plus honorables et des plus connus, chez lesquelles les cataractes étaient plus ou moins avancées, dont l'état a été constaté par leurs médecins et les oculistes, et qui ont recouvré parfaitement et conservé la vue depuis longtemps.

Il suit de l'examen des opinions des oculistes comparées avec les nôtres,

1° Que, considérées sous le rapport de la thérapeutique ou de la guérison médicale, les cataractes constituent des altérations sûrement curables, non seulement au début, mais pendant leur développement;

2° Que les malades soumis à l'application de la méthode que nous avons indiquée se trouvent, après quelques jours seulement de traitement, fixés sur les résultats qu'ils ont droit d'attendre;

3° Que, dans les cas de cataractes *simples*, la guérison est d'autant plus prompte que l'opacité est moins prononcée;

4° Que, dans les circonstances où les cataractes se trouvent accompagnées ou déterminées par d'autres affections du globe oculaire, les traitements que nous proposons sont les plus propres à les combattre avec succès;

5° Que le rétablissement de la vue, s'il n'est pas en rapport avec la résolution de l'opacité, est un indice certain d'insuccès des opérations chirurgicales.

6° Que les méthodes opératoires ne pouvant être mises en application que dans les circonstances où la cataracte a déterminé la perte de la vue, il est offert aux malades des moyens certains, positifs et rationnels, de se prémunir contre la cécité, et les dangers et les chances des opérations chirurgicales;

7° Enfin, que les raisons pour lesquelles les oculistes se prononcent contre la possibilité de la guérison des cataractes, les mettent en contradiction *avec eux-mêmes*, *avec leur conduite dans le cabinet, avec leurs ouvrages, entre eux, dans les résultats des opérations qu'ils accusent, avec les progrès de la science, avec les faits, etc.*

Déjà nos opinions sont adoptées par un grand nombre de praticiens, non-seulement en France, mais surtout à l'étranger; une partie de nos ouvrages a été traduite, et les résultats les plus satisfaisants obtenus dans la pratique.

Il nous reste encore à répondre à certaines accusations; que nous n'avons jamais fait ni eu l'intention de faire aucune réserve soit dans nos ouvrages, soit dans nos leçons, soit dans les communications que nous avons vainement sollicitées par-devant l'académie de médecine, soit par-devant la commission désignée le 11 juin 1841 par l'académie des sciences; que la crainte de blesser des *intérêts privés* s'oppose seule à ce que suite soit donnée à notre réclamation : *de traiter en présence d'une commission spéciale un certain nombre de personnes affectées de cataractes commençantes et complètes*, *en rendant compte de notre conduite thérapeutique* (1); que rebuté des fins de non recevoir des académies, et voulant nous mettre en règle avec l'autorité, nous avons demandé au ministre de l'instruction publique l'autorisation d'ouvrir un *cours public* et *gratuit d'Ophtalmologie* et que *sur le rapport de M. Orfila*, cette autorisation vient de nous être refusée, *sans motif aucun*;

(1) « Vous avez raison cent fois, nous dit le baron Larrey, un de « nos rapporteurs; mais vous ne parviendrez jamais à faire compren- « dre à ces gens, qui gagnent vingt-cinq mille francs par an à opérer les « cataractes, qu'on les puisse guérir autrement : et ils sont vos juges. »

c'est ainsi que M. Orfila comprend la liberté de l'enseignement *médical*. Voilà pourquoi nous nous sommes décidé à publier cette brochure qui éclairera au moins le public médical sur l'état actuel des connaissances ophtalmologiques, et le public *intéressé* sur les déceptions ou illusions des oculistes.

De l'amaurose.

« Les volumineuses publications sur l'amaurose n'ont » en général jusqu'ici que peu contribué à éclairer la » science, et souvent, au lieu de faire avancer la question » du diagnostic et du traitement de cette triste et terri- » ble maladie, on n'a fait que l'obscurcir davantage. (Si- » chel, Traité de l'amaurose, page 641.)

« Trop peu hardi pour oser espérer, ajoute cet auteur, » que, dans ce travail, nous imprimerons un progrès con- » sidérable à la connaissance de cette affection, nous ne » nous proposons qu'un but, celui de classer d'une ma- » nière peut-être plus logique les innombrables variétés » et espèces que les auteurs ont fait entrer dans le cadre » de l'amaurose, etc. »

Tel était l'état de la science relative à l'amaurose dans le bon traité d'ophtalmologie dont le besoin se faisait si vivement sentir en France (*paroles de l'auteur, préface, page* 1.)

Incertitude et confusion dans l'étiologie ou la connaissance des causes, confusion dans les symptômes, impossibilité de démêler les complications, impuissance et empirisme dans la thérapeutique, et par dessus prétentions scientifiques exagérées... C'est que les amauroses ou la cécité ne sont que la suite, l'effet, la terminaison des affections diverses du système général de la vision, dans les divers tissus ou organes qui le composent, de même que la cataracte n'est que la suite des altérations de la capsule ou des autres membranes du globe oculaire... On opère les cataractes... on ne peut opérer les amauroses.

Si la cécité est causée par la désorganisation ou la paralysie nerveuse dans la rétine, le nerf optique, ou cette partie du cerveau *qui voit,* la guérison est impossible. Si la cécité est la suite des phlegmasies ou de certaines altérations dans la sclérotique, l'iris, la choroïde, la capsule, etc., le médecin peut en obtenir la guérison. La médecine, dans le traitement des amauroses comme dans le traitement des cataractes, n'est point la science qui refait et réorganise les tissus altérés, *détruits* dans leur texture, mais la science qui remédie aux altérations physiologiques ou organiques de ces mêmes parties : il est vraiment déraisonnable que le malade dont la vue se trouble et s'affaiblit de plus en plus pendant plusieurs mois et plusieurs années, se flatte de recouvrer la faculté de voir avec la même rapidité et la même facilité quand il est aveugle ; il est absurde de le lui faire espérer..; il est impossible d'y parvenir; c'est au début des cataractes et des amauroses que la guérison parfaite est possible (sauf quelques exceptions), et pendant le développement... Mais ce n'est pas à l'aide des traitements mis en application jusqu'à ce jour que l'on obtiendra jamais ces résultats. Ce n'est pas à l'aide des *sétons*, des *vésicatoires*, des *moxas*, des *sangsues*, de la *strychnine*, du *mercure,* du *galvanisme*, de l'*électricité*, des *prétendus spécifiques*, et des *recettes insignifiantes*, et du *codex enfin, honte légale de l'esprit médical, qui fait du médecin une machine à feuilleter un livre*, qu'on peut prétendre obtenir ces résultats, parce qu'il est impossible de se rendre rationnellement compte de la manière d'agir de ces divers moyens ; et que si le malade guérit (ce qui est rare) à la suite de leur emploi, on ne peut prouver que la guérison ne s'est pas opérée par les seules forces de la nature et *malgré* leur application, quand elle n'a pas aggravé la maladie. Il est des amauroses métastatiques ou des cas de cécité subite parfaitement et sûrement curables au moment ou quelques heures après l'accident, incurables au contraire après quelques jours. Il est des amauroses ou des cas de cécité parfaitement curables quand elles sont la suite d'épanchement de matières albumineuses, sanguines, plastiques, etc., d'irritations de la sclérotique, de la choroïde, de l'iris, etc., etc. Il est des amauroses et des cas de cécité dans lesquels l'œil est resté parfaitement sain, bien que certaines parties du cerveau soient affectées par sympathie, c'est-à-dire influencées par d'autres affections organiques. Nous renvoyons pour plus amples détails sur *les erreurs des oculistes sur les causes, les symptômes, les complications* des affections qui causent la cécité, à notre ouvrage intitulé *Des maladies de l'œil confondues sous le nom d'amauroses, amblyopie, paralysie, etc.*

PARIS. — IMPRIMERIE DE ✤OQUET ET HAUQUELIN, RUE DE LA HARPE, 90.

www.ingramcontent.com/pod-product-compliance
Ingram Content Group UK Ltd.
Pitfield, Milton Keynes, MK11 3LW, UK
UKHW020422220726
13923UKWH00005B/2103